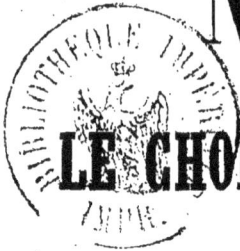

NOTICE

SUR

LE CHOLÉRA ASIATIQUE,

SUR L'IDENTITÉ

DES SYMPTOMES QUI LE CARACTÉRISENT,

COMPARÉS

A CEUX PRODUITS PAR LA MORSURE DE LA VIPÈRE,

ET

SUR SON TRAITEMENT ABORTIF ET CURATIF,

Par B.-X. FABAS, Médecin,

Inspecteur de l'Établissement Thermal de St-Sauveur, Chevalier de la Légion-d'Honneur.

Experientiâ constat.

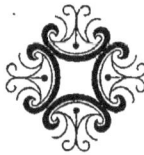

TARBES,

TYPOGRAPHIE DE LAVIGNE.

— 1857. —

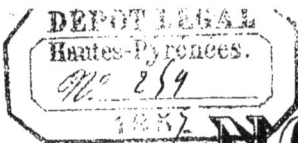

NOTICE

SUR

LE CHOLÉRA ASIATIQUE,

SUR L'IDENTITÉ

DES SYMPTOMES QUI LE CARACTÉRISENT,

COMPARÉS

A CEUX PRODUITS PAR LA MORSURE DE LA VIPÈRE,

ET

SUR SON TRAITEMENT ABORTIF ET CURATIF.

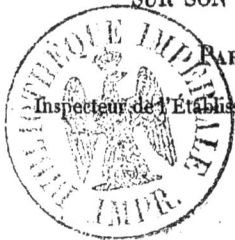

Par B.-X. **FABAS**, Médecin,

Inspecteur de l'Établissement Thermal de St-Sauveur, Chevalier de la Légion-d'Honneur.

Experientiâ constat.

PREMIER ARTICLE.

—

En 1832, époque à laquelle le choléra asiatique sévissait en France pour la première fois, notre pays ne fut point exempt de ce fléau : trois cas seuls se présentèrent à mon observation, mais tous offraient les symptômes qui accompagnent cette épouvantable maladie. Aucun des sujets atteints ne succomba cependant, et les moyens médecinaux que je leur prescrivis furent couronnés d'un plein succès.

Voici le mode de traitement que j'employai pour les trois malades dont les observations suivent.

Première observation.

M. de Mets, âgé de 40 ans, d'un tempérament bi-
lieux-nerveux, d'une constitution robuste, vice-pré-
sident d'une des chambres de la cour royale de Paris,
se rendit à Saint-Sauveur avec sa jeune épouse pendant la saison de 1832; c'était plutôt l'état très-ner-
veux de Mme de Mets qui les y amenait, que celui de
Monsieur qui jouissait d'une parfaite santé.

Après quelques jours de séjour, M. de Mets qui ne
se baignait pas, fut pris, vers les huit heures du soir,
de vomissements violents et répétés, accompagnés de
selles copieuses et fréquentes; il crut d'abord, et moi
aussi, devoir attribuer ces accidents à un plat de civet
d'isard, préparé au vin dans une casserole de cuivre,
que son traiteur lui avait servi à dîner, et dont il avait
mangé copieusement; mais les accidents persistant et
prenant une intensité de plus en plus forte, M. de
Mets ne douta plus qu'il se trouvait sous l'influence de
l'épidémie cholérique. Il était sept heures du matin
lorsque je fus appelé. Voici son état: faciés cadavéri-
que, yeux caves et tristes, extrémités froides, et pouls
petit, concentré et intermittent, abattement général,
commencement de cyanose, vomissements et selles se
succédant avec rapidité; les crampes des extrémités
manquaient, mais elles ne tardèrent pas à se manifester.

M. de Mets observa l'impression profonde et désa-
gréable que m'inspirait son état, et, pour ne pas donner de vives inquiétudes à sa jeune épouse, il prétexta
un moyen de l'éloigner de nous. Alors il me dit :
M. Fabas, j'ai la certitude d'avoir le choléra; tous les
symptômes auxquels je suis en proie sont ceux qui ca-

ractérisent cette affreuse maladie, comme j'ai eu l'occasion de m'en convaincre à Paris.

Cette position était d'autant plus embarrasante pour moi que je n'avais jamais observé de choléra épidémique, et que je ne connaissais son traitement que par des traditions très-nombreuses sans doute, mais toutes hypothétiques. Je demandai à m'adjoindre mon honorable confrère et ami M. Bonnet, alors inspecteur de Baréges, qui avait eu l'occasion d'observer le choléra à Paris. M. Fornier-Pescay qui se trouva par hasard à St-Sauveur, vit le malade avec moi; il jugea que tous les accidents qu'éprouvait M. de Mets étaient la conséquence exclusive d'une indigestion. Ne partageant pas son opinion, je crus, et à son insu, vu la gravité des symptômes qui allaient toujours croissant, devoir agir énergiquement, et voici ce que je prescrivis :

Deux sinapismes à la partie interne des cuisses, deux vésicatoires aux mollets; deux lavements furent administrés coup sur coup au malade, le premier d'eau de son simple, et le second avec addition de deux grammes de laudanum de sydenham ; ce dernier fut conservé. Je prescrivis en même temps la potion dont voici la formule : .

Prenez

Colombo..................	8 grammes.	
Faites bouilllir dans eau com-		
mune...................	240	id.
Réduisez à..............	180	id.

Coulez et ajoutez

Eau distillée de menthe	30	id.
Idem de mélisse	30	id.
Sirop de fleurs d'orangers.....	30	id.
Carbonate de magnésie.......	3	id.

à prendre par cuillerées à bouche toutes les dix minutes, ayant chaque fois le soin d'agiter la fiole.

Quelques instants après la prise du lavement laudanisé, les selles avaient totalement cessé; mais les vomissements persistaient encore avec la même intensité. Cependant, après la troisième ou quatrième cuillerée de potion, ils disparurent pour n'être remplacés que par des éructations. Je fis envelopper le malade dans une couverture de laine bien chauffée; je lui prescrivis pour boisson une infusion de tilleul édulcorée avec du sirop de fleurs d'orangers, qu'on lui donnait par petites tasses à café et où l'on ajoutait quelques gouttes d'acétate d'ammoniaque; enfin tous les symptômes ayant cessé, il s'endormit.

Deux heures se passèrent dans un sommeil très-calme; mais, comme j'avais quelque crainte que la forte dose de laudanum eût pu provoquer un peu de narcotisme, je crus prudent de le réveiller; je le trouvai noyé de sueur, la face fortement colorée, les extrémités chaudes, se plaignant beaucoup des sinapismes que je crus devoir encore lui laisser quelques instants; il était sept heures du soir; on le changea de linge; il se recoucha et dormit d'un bon sommeil jusques au lendemain matin; il quitta, huit jours après, l'établissement dans un état parfait de santé.

Deuxième observation.

Mlle de Puylarroque, de Montauban, âgée de 40 ans, d'un tempérament lymphatique-nerveux, d'une constitution faible, qui était venue à St-Sauveur pour tâcher d'y calmer une mobilité nerveuse excessive, fut prise aussi des mêmes symptômes qu'avait éprouvés le sujet de l'observation précédente. Cette malade, qui avait des conditions physiques peu rassurantes, me donna les plus vives inquiétudes : son moral était tout-à-fait frappé ; elle ne parlait que de sa mort très-prochaine, et demandait instamment un prêtre et un notaire. Je parvins cependant à la décider à user des mêmes moyens qui m'avaient si bien réussi dans le premier cas.

Les résultats furent les mêmes, c'est-à-dire que les selles constantes cessèrent sous l'influence du lavement laudanisé, et les vomissements sous celle de la potion nervino-absorbante.

La convalescence, il est vrai, se fit plus long-temps attendre que chez M. de Mets ; mais il n'en est pas moins vrai qu'elle fut aussi radicalement guérie.

Troisième observation.

Mme Vergez-Sarrat, de Luz, âgée de 24 ans, d'un tempérament sanguin-nerveux, d'une constitution assez forte, venait depuis deux jours, d'accoucher d'un enfant mâle, lorsque, le troisième jour, sans cause connue, elle fut prise de vomissements violents et de selles incessantes. Il y avait déjà quatre heures que cette jeune malade était en proie à tous ces accidents, lorsque je fus appelé. Ayant reconnu chez elle les mêmes symptômes qui avaient caractérisé la maladie des sujets précédents, je n'hésitai pas à lui prescrire le même traitement, sauf les sinapismes dont je redoutais l'action sur l'organe utérin ; j'obtins encore le même résultat.

RÉFLEXION.

Si les symptômes concomitants du choléra asiatique, décrits ou signalés par la plupart des médecins qui l'ont observé, sont ceux qui le caractérisent, nul doute, que les trois sujets de mes observations ne fussent atteints de cette épouvantable maladie, puisqu'ils ont tous offert cette condition.

Il m'est donc permis de dire, avec quelque probabilité, que le traitement que j'ai mis en usage pour la combattre, a eu un plein succès, puisque les trois malades que j'ai eu à traiter sont guéris.

Le laudanum de sydenham a certainement eu une très-grande influence sur l'appareil digestif, en ralentissant ou en ramenant à l'état normal les mouvements péristaltiques et antipéristaltiques des intestins ; mais j'ai la conviction que la potion nervino-absorbante (si je peux m'exprimer ainsi), a eu presque tout le mérite de ces cures.

Il me semble que le choléra doit être la conséquence rigoureuse d'un principe délétère qui s'introduit dans les voies digestives, soit en respirant un air atmosphérique chargé de ce principe, soit par l'introduction d'animalcules imperceptibles dont la texture renferme un acide assez fort pour provoquer les symptômes toxiques dont s'accompagne le choléra pernicieux.

En admettant cette dernière hypothèse, je m'explique les bons effets de la potion nervino-absorbante ; et ce qui me prouve évidemment que l'addition du carbonate de magnésie est le principe neutralisant du vomissement provoqué par l'acide toxique présumé, c'est que le colombo, joint à d'autres antispasmodiques, a été souvent employé par des hommes de l'art qui font autorité dans la science, et sans résultat satisfaisant.

Pour moi, pénétré du vieil adage, qui dit : *que le mieux est ennemi du bien,* je ne balancerais pas, si le cas se représente malheureusement, de mettre en pratique les moyens dont l'expérience m'a prouvé l'efficacité, jusques à ce qu'on en aura découvert d'infaillibles; et, pour corroborer ma manière de voir, je termine par une comparaison qui, je crois, peut trouver sa place dans cet écrit.

N'est-il pas vrai que les symptômes qui succèdent à la morsure de la vipère sont à peu près identiques à ceux du choléra? Car, enfin, qu'éprouve un individu mordu par ce reptile? des syncopes considérables : son pouls devient petit, concentré et irrégulier, sa respiration difficile, ses extrémités froides, son teint livide; sa vue se trouble; il éprouve aussi des vomissements et des déjections fréquentes et souvent involontaires.

Tous ces accidents ne ressemblent-ils pas à ceux dont s'escorte le choléra? et de toutes ces considérations ne peut-on pas en déduire raisonnablement que les deux poisons se trouvant de même nature, puisqu'ils ont un même mode d'action sur l'économie animale, le traitement qui détruit l'un, doit détruire l'autre? C'est ma conviction, et elle est fondée sur la réussite du traitement que j'ai opposé aux trois cas que je viens de citer, qui sont, à la vérité, peu nombreux, mais qui, ce me semble, sont assez concluants.

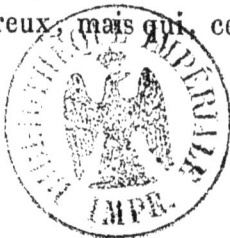

DEUXIEME ARTICLE.

—

Lorsque, en 1854, je fis paraître la première partie de cette notice sous le titre de *Souvenir de 1832*, relative à trois cas de choléra que j'avais observés, ainsi qu'au traitement que je lui avais opposé, j'espérais que cette terrible maladie ne me donnerait plus l'occasion de mettre en pratique ce traitement.

Cependant, depuis cette époque et principalement en 1854, de nouveaux cas se sont présentés à mon observation.

Pour ma part, j'en ai eu treize présentant tous les symptômes qui le caractérisent au 2ᵐᵉ et 3ᵐᵉ degrés; ils ont été conjurés par le traitement employé en 1832.

Depuis, ce fléau a continué avec plus ou moins d'intensité; il a fait des victimes, malgré les traitements sans doute rationels des hommes de l'art qui ont été appelés à le traiter. Chacun a eu sa manière de voir, surtout sur les causes dont il est la conséquence fâcheuse. Sans m'occuper des opinions différentes qui ont existé et qui existent encore à son sujet, ni des divers traitements qui lui ont été opposés, je ne puis partager une opinion qui ne détermine pas un certain nombre de guérisons sur un nombre donné de cas, tandis que sur treize, non compris les trois premiers de 1832, j'ai eu à me féliciter d'en compter douze de guéris.

J'avais répandu ma brochure avec prière d'essayer le traitement que j'y indique; mais sa simplicité et le petit nombre d'observations que je citais à l'appui de sa valeur, n'ont pas suffi aux praticiens; il faut aujourd'hui de gros volumes et des citations sans fin, si on veut se rendre intéressant.

Pour moi, je n'ai pas cette prétention; mais j'ai celle de donner mon opinion, non-seulement sur l'agent méphitique qui, je crois, est la cause du choléra, mais encore sur le traitement toujours avantageux que je lui ai opposé jusqu'à présent, et qui sera le seul que je mettrai en pratique, si, par malheur, il vient nous retrouver.

Après voir mûrement observé et réfléchi sur les symptômes qui accompagnent cette inextricable maladie, j'ai reconnu ceux qui sont provoqués, chez l'homme comme chez le chien, par la morsure de la vipère. Partant de ce principe, j'ai cru ne devoir faire usage pour le combattre que des moyens pharmaceutiques qui sont employés, qui neutralisent souvent et modifient toujours les effets du venin de ce reptile. D'ailleurs, ce qui prouve leur identité, c'est que le traitement qui réussit dans l'un, m'a parfaitement réussi dans quinze cas de choléra.

Ici, il y a une réflexion qui se présente tout naturellement : c'est que le choléra est quelquefois foudroyant et ne laisse pas à l'homme de l'art le temps de lui opposer quelques remèdes. Ces cas ne sont malheureusement que trop fréquents, et ne dépendent, d'après moi, que d'une trop grande quantité de venin inhalé ou progressivement, ou d'un coup.

Pour moi, je suis convaincu que si un chien, un homme même étaient mordus au même instant par deux ou trois vipères, ils tomberaient foudroyés.

Toutes ces réflexions, qu'on regardera sans doute

comme hypothétiques, méritent, ce me semble, quelque attention. Aussi, me suis-je livré à quelques expériences qui militent, d'après leur résultat, en faveur de ma manière de voir relativement aux causes du choléra.

Bien que la vipère soit assez rare dans notre pays, je parvins cependant, l'an dernier, à m'en procurer une. Je lui fis mordre un chien au museau, ayant eu le soin préalable de lui bander les yeux pour qu'il ne vît pas le reptile. Peu d'instants après, l'animal devint triste; ses yeux caves et égarés ; ses oreilles froides; ne répondant pas à la voix du maître; des vomissements et des déjections alvines se déclarèrent; les lèvres supérieure et inférieure, ou babines, et la langue se tuméfièrent et prirent une couleur vineuse foncée; plus tard, les rétractions musculaires des membres supérieurs et inférieurs se manifestèrent.

Je ne reconnus pas en entier la cyanose sur l'animal, puisqu'il était noir, et que l'épiderme n'est qu'une gaze qui représente fidèlement la couleur du derme. Je m'aperçus de mon erreur. Je me hâtais alors de scarifier la place de la morsure, d'y verser de l'alcali, et d'en donner quelques gouttes au chien, mélangé avec de l'eau. L'animal fut soulagé ; il est cependant resté quelque temps dans un état d'insouciance et de torpeur qui ont fini par disparaître.

Les symptômes cyanopathiques généraux me manquant dans ma première expérience, puisque le chien était noir, j'ai eu le hasard de me procurer une seconde vipère, et j'ai fait une seconde expérience sur un chien blanc.

La marche des symptômes provoqués par la morsure du second reptile, a été absolument la même, à cela près que la surface du corps du chien blanc est devenue bleuâtre et froide. Il n'est pas mort cependant, bien que l'alcali n'ait pas été employé, mais il est resté plus long-temps sous l'influence toxique.

Il serait à désirer que mes expériences, qui me semblent donner quelques probabilités sur l'étiologie du choléra, fussent répétées par des hommes spéciaux ou toxicologistes qui pourraient en déduire des conséquences plus motivées, plus sérieuses, et, par suite, mieux appréciées que les miennes, qui néanmoins m'ont convaincu que le choléra est la conséquence forcée d'éléments acides toxiques, inhalés sous forme de miasmes ou d'animalcules.

Partant de ce principe et reportant mes souvenirs sur les moyens que j'ai employés avantageusement dans quinze cas, je n'hésite pas à soutenir que les alcalins, en général, sont les moyens uniques à apposer à cette affreuse maladie. Car, puisque les symptômes du choléra sont identiques à ceux que produit la morsure de la vipère, il est évident qu'un agent uniforme les provoque, et que le traitement qui convient à l'un doit être opposé à l'autre.

Je prévois les objections qui seront faites à ma manière de voir et au traitement unique que j'ai mis en usage, qui, cependant, m'a réussi. Je n'ai qu'une réponse à opposer : essayez, si l'occasion malencontreuse se présente.

On me dira encore : comment pouviez-vous diagnostiquer le choléra, puisque vous ne l'aviez jamais observé? Cela est vrai; je ne le connaissais que par tradition et par les journaux de médecine auxquels je suis abonné.

Cependant, en 1832, je me trouvai en face de ce mauvais visiteur, et je fus appelé à le conjurer, comme on peut le lire dans mon premier article. Aussi, ne le connaissant que par tradition, je crus devoir m'adjoindre des confrères honorables qui l'avaient observé à Paris, qui le reconnurent parfaitement et qui approuvèrent le traitement que je lui opposai.

Je dois dire que mes observations n'ont trait qu'au choléra au 2me ou 3me degré. Pour le foudroyant, c'est autre chose. Je crois cependant qu'on peut le prévenir lorsque une constitution cholérique se manifeste.

Je le répète, j'ai la conviction que trois vipères qui mordraient simultanément un chien, un homme même, provoqueraient leur mort subite. Ce qui me fait penser que les accidents, plus ou moins graves qui précèdent, accompagnent et suivent le choléra, sont en rapport de la quantité plus ou moins grande d'animalcules ou miasmes délétères inhalés.

Il existe toujours des prodromes : les uns souffrent de l'estomac; les autres sentent un laisser-aller qu'ils ne peuvent s'expliquer; il y en a qui ont des étourdissements et du vague dans leurs idées; enfin d'autres ressentent des douleurs épigastriques et abdominales, suivies de déjections qui ne leur sont pas habituelles, quelquefois, aussi, il y a boulimie ou anorexie.

Si ces divers symptômes sont les avant-coureurs du

choléra et qu'ils affectent de se prononcer lorsque
cette épidémie existe dans une localité, ne serait-il
pas possible de les conjurer de jour en jour, et, par
suite, empêcher l'agglomération du venin qui, suivant
sa quantité, provoque des accidents plus ou moins
graves? Les observations que j'ai devers moi m'en
donnent la certitude.

Si, comme il est probable, le choléra n'est que la
conséquence d'un élément acide fortement toxique,
inhalé soit sous forme d'animalcules ou miasmes,
n'importe, les alcalins seuls, employés par l'art et
l'expérience pour les neutraliser ou les modifier, doi-
vent être préférés.

Ce qui prouverait que le venin cholérique est de
cette nature, c'est que le traitement que je lui ai opposé, purement alcalin, a parfaitement réussi dans
quinze cas plus ou moins graves, mais qui laissaient
cependant au médecin le temps d'employer quelques
· remèdes.

D'après ces considérations et l'expérience que j'en
ai faite, je propose les traitements préventif, abortif
et radical suivants.

Traitement Préventif et Abortif.

Lorsque l'épidémie cholérique se manifestera dans
une localité, tout me porte à croire que le bon effet
que j'ai retiré des alcalins nécessite leur emploi.

Ainsi, j'engage les individus qui se trouveront dans
la sphère épidémique, à prendre deux ou trois fois
par jour, à un certain intervalle des repas, un verre
d'infusion de feuilles d'orangers, de fleurs de tilleul

ou de camomille sauvage, avec addition, chaque fois,
d'une cuillerée à café de carbonate de magnésie,
ou de quelques gouttes d'ammoniaque liquide; je pré-
fère cependant le premier moyen qui a tous les avan-
tages du second sans en offrir les inconvénients, et
qui, de plus, a la propriété d'absorber, de neutraliser les acides, d'activer les excrétions, et, par suite,
de faciliter l'expulsion de tout agent délétère contenu
dans le tube intestinal.

Manger du grillé et du roti, boire du vin rouge
vieux, se priver de légumes et fruits, prendre cependant un peu de café noir avec addition de bon co-
gnac si on en a l'habitude.

Je base ce traitement préventif ou abortif sur la
conviction que j'ai que le choléra ne peut se déclarer
que d'une manière successive, et que son intensité est
toujours subordonnée à la plus ou moins grande quantité de virus inhalé.

Or, dans une épidémie cholérique à laquelle tout
le monde se trouve exposé, les uns inhalent plus de
venin que les autres; je crois qu'en s'attachant à le
combattre de jour en jour, on peut empêcher son agglomération, et, par suite, détruire ou au moins en
atténuer les conséquences qui en sont toujours fâ-
cheuses.

Traitement Radical.

Celui que j'ai employé avantageusement dans les
quinze cas de choléra me semble devoir être préféré
exclusivement. Ainsi, lorsque des vomissements violents et incessants, joints à une diarrhée permanente

qui composent évidemment les symptômes du choléra, et que surtout l'épidémie s'est manifestée chez plusieurs sujets, il n'y a pas à balancer de mettre en usage la potion nervino-absorbante citée plus haut; elle seule, prise par cuillerées à bouche de cinq en cinq minutes, a produit des résultats inespérés.

Les boissons diaphorétiques avec addition d'acétate d'ammoniaque, les lavements laudanisés, les vésicatoires et sinapismes ne sont que des accessoires que j'ai cru devoir employer en 1832, mais qui ont été inutiles pour les treize cas observés en 1854.

D'ailleurs, l'essai de cet antidote (si je peux m'exprimer ainsi) n'offre aucun espèce de danger, ni ne peut retarder un autre traitement; car, si son bon effet n'est presque instantané, comme je l'ai observé, libre à l'homme de l'art qui l'aura mis en usage sans résultat satisfaisant, d'en employer un autre qu'il croira mieux indiqué.

Avant 1832, époque où le choléra s'est manifesté en France, nous observions dans nos contrées des diarrhées assez fortes pendant l'époque caniculaire; elles cédaient facilement à l'usage de l'eau de riz, de la décoction blanche de sydenham ou du diascordium.

Depuis, ces accidents diarrhéiques, qui sont d'ailleurs, pendant l'été, assez fréquents parmi nos baigneurs étrangers et même chez les indigènes, ont pris un caractère différent et sont devenus réfractaires à l'ancien traitement. Cette tenacité et puis le mot cholérine dont on a doté notre nosologie, m'ont donné l'idée d'employer le carbonate de magnésie qui m'avait si bien réussi contre le choléra prononcé. Je l'ai fait et je le fais encore, et j'en obtiens presque toujours d'excellents résultats.

Voilà, ce me semble, une observation qui offre assez d'importance pour donner quelque consistance à ma manière de voir sur le choléra. On trouvera sans doute que les traitements abortif et curatif que j'indique sont par trop simples pour qu'ils aient le pouvoir de conjurer une maladie aussi grave que le choléra, lors même qu'il vous donne le temps d'employer quelques remèdes.

Je n'ai, je le répète, qu'une réponse à faire : *experientiâ constat.*

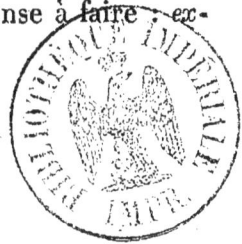

TARBES. — TYPOGRAPHIE DE LAVIGNE.

354

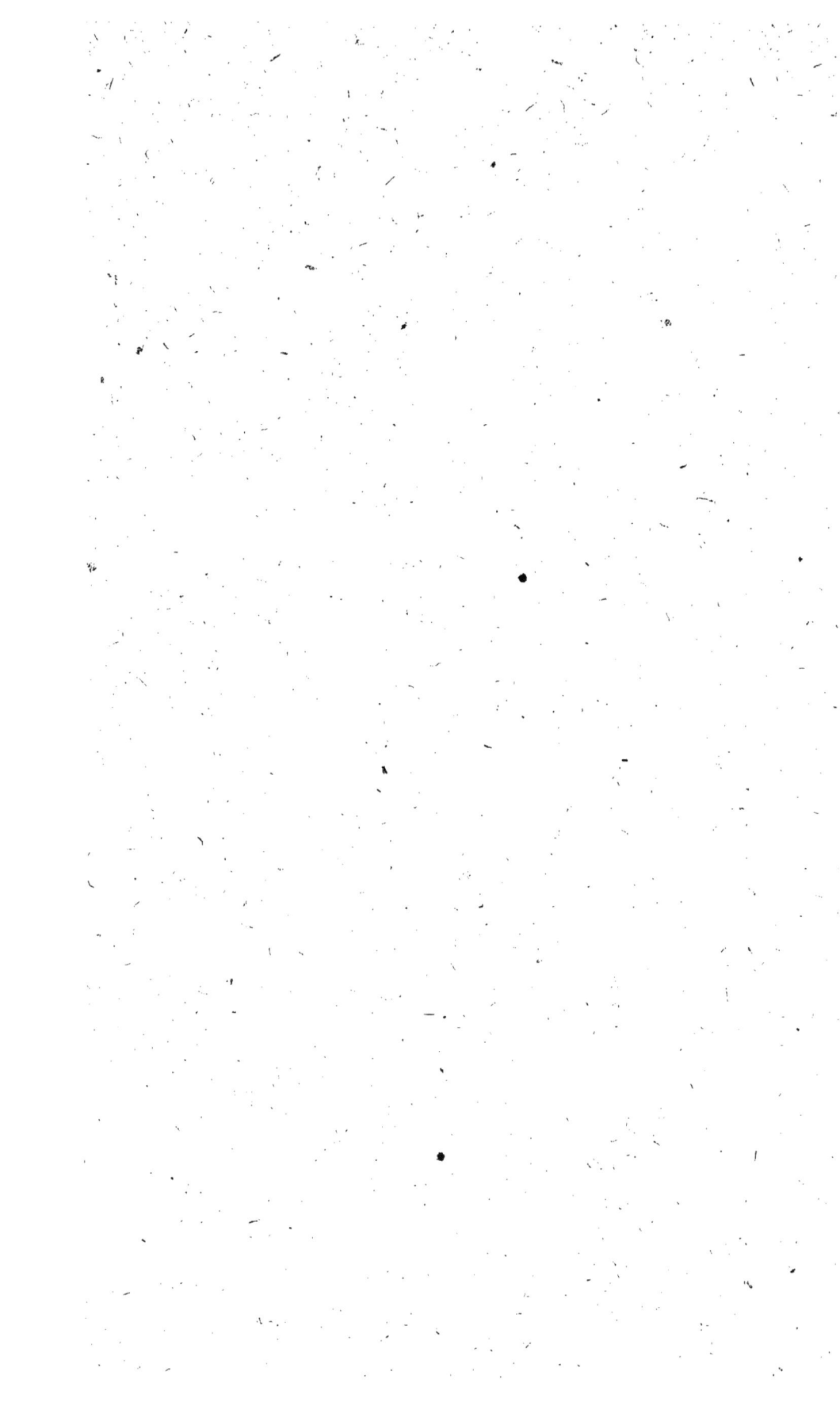

www.ingramcontent.com/pod-product-compliance
Lightning Source LLC
Chambersburg PA
CBHW070218200326
41520CB00018B/5690